PRÉSERVATION SCOLAIRE

CONTRE

LA TUBERCULOSE

PAR

M. le Professeur GRANCHER

PARIS

IMPRIMERIE TYPOGRAPHIQUE JEAN GAINCHE

15, rue de Verneuil, 15

—

1904

PRÉSERVATION SCOLAIRE

CONTRE

LA TUBERCULOSE

PAR

M. le Professeur GRANCHER

PARIS

Imprimerie Typographique Jean Gainche

15, rue de Verneuil, 15

—

1904

PRÉSERVATION SCOLAIRE
CONTRE LA TUBERCULOSE

PAR

M. le Professeur GRANCHER

Méthode d'examen et diagnostic précoce

I

Il n'est pas un médecin, et surtout pas un médecin d'enfants, qui ne sache combien la tuberculose ganglio-pulmonaire est fréquente, car la majorité des enfants qui viennent à l'hôpital et y succombent à une maladie quelconque sont, en outre, atteints d'adénopathie trachéo-bronchique tuberculeuse, que nous trouvons à l'autopsie. Cette maladie peut rester latente, ou à peu près, jusqu'à l'adolescence; puis, elle éclate à l'occasion des fatigues de la croissance, des études spéciales, de l'atelier, des concours de carrière, de la vie de caserne, etc... Si donc on pouvait dépister cette adénopathie chez les enfants de l'école primaire et la traiter comme il convient, on aurait chance de préserver au moins une grande part de ces écoliers, du mal qui les guette, dans un avenir plus ou moins long.

La tuberculose, en effet, est d'autant plus obéissante à la thérapeutique que le traitement est fait de meilleure heure. C'est à cette période de l'extrême début qu'elle est *la plus curable de toutes les maladies chroniques*. Plus tard, au contraire, elle résistera presque toujours à nos efforts.

Pénétré de ces idées, j'ai groupé autour de moi plusieurs de mes élèves, médecins des hôpitaux, anciens chefs de clinique des maladies de l'enfance, ou chefs de clinique et internes, tous rompus à l'examen des enfants, tous animés des mêmes convictions.

M. Méry, agrégé, chargé de mon cours, a bien voulu prendre la direction de ces examens d'enfants à l'école. Il a trouvé la collaboration la plus bienveillante dans tout le personnel de l'enseignement primaire, inspecteurs et directeurs, que je remercie vivement.

Voici les noms de mes élèves qui, de novembre 1903 à mai 1904, ont, avec M. Méry, examiné tous les enfants de l'école des garçons et des filles du XVᵉ arrondissement, rue de l'Amiral-Roussin.

Ce sont : MM. Guinon, médecin de l'hôpital Trousseau, Boulloche, Aviragnet, J. Renault, médecins des hôpitaux ; MM. Zuber et J. Hallé, anciens chefs de clinique ; MM. Guillemot et Terrien, chefs de clinique ; MM. Vignalou, Babonneix, Armand-Delille, anciens internes. Ces messieurs se sont groupés par deux, ont choisi pour chaque groupe un jour de la semaine et ont commencé leur travail.

L'école des garçons et celle des filles de la rue de

l'Amiral-Roussin (XVe arr.) ont été choisies sur les indications de M. l'inspecteur Baudrillard, comme représentant assez bien la moyenne de la population parisienne, au point de vue de l'aisance et de l'hygiène, et ayant chance, en conséquence, de donner un pourcentage moyen.

Le premier examen, celui de l'école des garçons, a eu lieu du 23 novembre au 23 décembre 1903. Il a porté sur le poids, la taille, le périmètre thoracique et, plus spécialement, sur la recherche de la tuberculose pulmonaire ou ganglio-pulmonaire latente.

Tous les enfants de cette école (sauf deux qui ont refusé), soit 438, ont été examinés en 22 séances, chaque séance ayant une durée de 1 h. 1/2 à 2 heures. 312 enfants sur 438 ont été trouvés sains, 126 ont été retenus pour un examen ultérieur de contrôle, à cause d'un état aigu de bronchite gênant parfois le premier examen. Cet examen de contrôle a été fait par plusieurs de ces messieurs, réunis en commission, du 28 décembre 1903 au 16 janvier 1904, en six séances. Il n'a porté que sur 123 enfants, deux ayant quitté l'école dans cet intervalle.

Voici le résultat définitif : 62 enfants, soit 14 0/0 environ, sur toute l'école, ont été reconnus atteints, à des degrés divers, de lésions tuberculeuses ou fortement suspectes.

Dans quatre séances nouvelles, ces 62 enfants ont été revus accompagnés de leurs parents afin de connaître l'état de santé des parents et aussi les moyens dont ils disposaient pour soigner leurs enfants.

La coexistence de la tuberculose des parents et des enfants a été souvent notée (1).

Quant aux 62 enfants on peut les classer ainsi :

1 est atteint de lésion pulmonaire avancée et doit quitter l'école pour l'hôpital ;

15 sont assez sérieusement touchés quoique leur maladie soit encore fermée. La campagne ou un sanatorium leur conviendrait à merveille.

46, atteints légèrement et surtout d'adénopathie trachéo-bronchique, peuvent continuer à suivre l'école, mais avec un traitement préventif de poudre de viande et d'huile de morue et sous la surveillance attentive du médecin.

Nous avons depuis longtemps la preuve, mes élèves et moi, que ces enfants, adénopathiques des bronches, ou en état de germination tuberculeuse du poumon, s'améliorent très souvent à l'hôpital, avec un peu de suralimentation : pulpe, poudre ou suc de viande, huile de morue quand l'estomac la digère bien. Aussi n'ai-je pas hésité à demander à M. Chautard, qui veut bien se souvenir d'avoir été mon chef de laboratoire, de nous aider à obtenir, de la Caisse des écoles, la subvention nécessaire pour ce traitement préventif.

M. Chautard s'est intéressé très vivement à cette œuvre de *préservation scolaire* et a obtenu les 1.500 francs que coûteront, pour nos enfants malades ou suspects, la poudre de viande et l'huile de

---

(1) Je ne puis donner de chiffre exact parce que beaucoup de parents n'ont pas répondu à notre appel, mais la moitié, au moins, des parents qui sont venus à l'école avec leurs enfants étaient, eux aussi, atteints de tuberculose.

morue au cours de l'année. Il ne s'agit, bien entendu, que de l'école de garçons dont je viens de parler. J'ajoute que c'est à l'école même qu'a lieu le petit repas supplémentaire.

L'école des filles de la même rue a été soumise au même examen et au même contrôle de mars en mai 1904.

Voici les résultats : sur 458 fillettes, 131 ont été retenues pour le second examen et 79, définitivement, ont été reconnues malades, soit 17 0/0.

28 de ces fillettes seraient utilement placées dans les hôpitaux marins ou à Forges. Les 51 autres peuvent, au moins provisoirement, rester à l'école et y faire un traitement de suralimentation.

Au total, sur 896 enfants, garçons et filles, 141 sont en état de tuberculose latente ganglio-pulmo·naire.

Après mes collaborateurs, j'ai revu minutieusement tous ces enfants et j'ai confirmé les diagnostics portés. Toutes les précautions possibles ont donc été prises pour éviter l'erreur ; et cet examen, trois fois répété et contrôlé par nous, donne toute sécurité à nos chiffres de 14 et 17 0/0 d'enfants malades dans ces deux écoles. Car ceux-là seuls ont été déclarés malades qui étaient porteurs de signes phy-siques bien caractérisés : anomalies respiratoires fixes à l'un des sommets du poumon ou aux deux, avec ou sans élévation de tonalité du son ; chaîne ganglionnaire du cou, etc... J'ajoute que, le plus souvent, les garçons surtout avaient une petite taille, un périmètre thoracique faible et une grande pâleur du teint.

Bref, pour toutes ces raisons, je considère le pourcentage que je viens de donner plutôt comme un minimum. Combien de lésions profondément cachées dans le hile pulmonaire ont échappé à notre oreille ! lésions légères des ganglions que la tuberculinisation seule, si elle était inoffensive, aurait pu révéler ! C'est donc peut-être par deux ou trois unités qu'il faudrait multiplier le chiffre 141 que nous avons trouvé. Mais nous entrerions ainsi dans le domaine de l'hypothèse et d'un choix de hasard, et nous avons préféré nous en tenir aux faits certains.

Nous pourrons ainsi, mes collaborateurs et moi, le carnet sanitaire de ces 896 enfants étant dûment établi, surveiller la santé des bien portants pendant leur séjour à l'école, traiter les malades et apprécier les résultats d'un diagnostic et d'un traitement précoces.

Notre intention n'est pas de borner là notre tâche. Convaincus comme nous le sommes tous de l'utilité de cette œuvre de préservation et d'assistance antituberculeuse à l'école, nous avons commencé l'examen d'une troisième école, et nous continuerons.

Nous continuerons avec l'espoir que le Conseil municipal de la Ville de Paris nous aidera à étendre, à généraliser même à toutes ses écoles, cette recherche, ce dépistage des enfants atteints de tuberculose pulmonaire à l'état naissant.

Nous espérons aussi que la ville de Paris nous aidera à faire le traitement préventif de ces enfants que la phtisie menace. L'intérêt humanitaire et financier sont ici d'accord pour engager nos édiles à ne pas attendre que la maladie ait progressé. En effet, si l'Assistance publique succombe aujourd'hui sous le fardeau des milliers et milliers de phtisiques qu'elle ne peut secourir, c'est parce qu'elle attend, pour y porter remède, que le mal ait achevé son évolution souterraine.

Mieux vaut aller au devant de lui, mieux vaut prendre l'*offensive* que d'attendre, l'arme au pied. En matière de tuberculose, la *défensive* est une mauvaise tactique, et c'est un acte d'imprévoyance que le budget paiera fort cher; car il devra, plus tard, dépenser des sommes énormes en faveur des phtisiques avérés, et pour un résultat très médiocre.

Il en serait tout autrement si la Ville et l'Assistance publique mettaient leurs soins à préparer une génération vigoureuse, par l'étroite surveillance de la santé des jeunes écoliers. Là, en effet, par un traitement approprié des enfants suspects ou menacés de phtisie, ou atteints déjà de lésions curables, on obtiendra, *pour un minimum de dépenses, un maximum de résultats.*

Qui ne connaît les statistiques des enfants assistés du département de la Seine?

Ces enfants, pris au hasard dans le milieu social le plus pauvre, le plus misérable, et où la tuberculose latente est assurément très fréquente, deviennent robustes à la campagne et, parvenus à l'adolescence, forment une génération vigoureuse où la phtisie ne compte que des unités (18 sur 20.000 !).

C'est quelque chose de semblable qu'il faudrait faire pour les 141 enfants des écoles de la rue de l'Amiral-Roussin et pour tous ceux des autres écoles que nous trouverons atteints de lésions commençantes et fermées.

Car nous n'avons pas l'illusion de croire que le petit repas supplémentaire de poudre de viande et d'huile de morue que nous donnons à ces enfants soit l'idéal du traitement. Nous faisons ce que nous pouvons, et ce que nous faisons est un pis-aller, pas davantage.

La Ville de Paris devrait avoir pour tous ces enfants, candidats à la phtisie, déjà bacillifères, et qui sont au nombre présumé de 20 à 25.000, des écoles à la campagne, où la vie en plein air, judicieusement associée aux études, guérirait la plupart d'entre eux.

Que si l'assistance et la préservation scolaire paraissent irréalisables sous cette forme, la maison de nos cultivateurs et l'école voisine suffiront, comme elles suffisent aux enfants assistés.

Mais nous n'avons pas la prétention, ni mes collaborateurs ni moi, de résoudre au pied levé une question si délicate et si grosse de conséquences.

Nous avons recueilli et nous apportons des faits, des documents, qui nous ont paru dignes d'intérêt.

Ces faits, ces documents imposent, à notre avis, sous une ou plusieurs formes, des mesures de prévoyance et de préservation, pour le grand bénéfice des enfants de nos écoles et de la Ville de Paris.

Voilà tout.

II

Ce qui précède a fait l'objet d'une communication à l'Académie de Médecine de Paris, à la date du 21 juin 1904.

Ce qui suit est l'exposé de la méthode d'examen que j'enseigne, et que mes élèves et moi appliquons aux enfants des écoles de Paris.

L'enfant, le buste nu, est amené devant le médecin.

Celui-ci, d'un coup d'œil, apprécie son « état général de nutrition », la couleur de sa peau et sa vitalité, l'état du squelette, la conformation du thorax, etc.

Le plus souvent, mais non toujours, le thorax des enfants qu'un examen ultérieur fera classer « suspects ou malades » et aussi leur taille, ont un développement inférieur à ceux des enfants normaux, mais nous ne sommes pas encore en mesure de donner des chiffres comparés. Nous le ferons un peu plus tard.

Puis, l'enfant est pesé et mensuré. Taille et poids sont inscrits sur sa *fiche*. De même son indice thoracique des côtés droit et gauche pris à l'aide d'un centimètre dont le o est placé sur l'apophyse épineuse, face aux deux mamelons. Le centimètre est double et les deux indications se rejoignent sur le sternum en passant sous les mamelons.

Les chiffres relevés sont, par exemple, 33 pour chaque côté, ou 33 1/2 pour le côté droit et 33 pour le côté gauche. Même inscription sur la *fiche* que pour le poids et la taille.

Les rapports de ces divers éléments seront établis plus tard et pour chaque enfant.

Ces renseignements pris, le médecin examine successivement :

a) La gorge.

b) Les ganglions du cou, des aisselles et de l'aine.

c) Le poumon.

a) *La gorge.* — L'état des muqueuses, le volume des amygdales, la présence ou l'absence de végétations adénoïdes et de ganglions sous-maxillaires sont les points à préciser, chacun d'eux ayant sa valeur propre, et leur ensemble, quand ils sont réunis, ayant une signification beaucoup plus haute.

Cependant, même si tous ces symptômes d'un « état lymphatique » existent sur un même enfant, ce qui n'est pas rare, nous ne classons pas cet enfant parmi les suspects ou les malades atteints de tuberculose. Nous le traitons et nous attendons les résultats d'un second examen, fait six mois ou un an après le traitement.

Il en est tout autrement, cela va de soi, si nous relevons chez cet enfant une tare pulmonaire même légère. Alors, nous n'hésitons pas à le ranger parmi les « suspects de tuberculose ».

b) *Les ganglions du cou* isolés ou groupés en chaînettes, indolents, petits, roulants sous le doigt, durs, ont, à nos yeux, une importance déjà plus grande, surtout si nous relevons la présence de quelques ganglions semblables dans les aisselles ou les aines. Alors, même si le poumon est intact, nous considérons cet enfant comme « suspect ».

Le cas est assez rare, il est vrai, d'une adénopathie

du cou ou d'une adénopathie généralisée, avec, en même temps, une respiration normale. Presque toujours les deux phénomènes pathologiques sont liés et ne permettent plus, par leur union même, la moindre hésitation.

Pour la recherche de ces adénopathies, celles du cou notamment, il est nécessaire d'apporter un grand soin. Souvent les ganglions se dérobent à un examen superficiel ou rapide, surtout ceux qui longent le bord antérieur ou postérieur des muscles sterno-cléido-mastoïdiens. Il importe d'insister sur cette recherche en ayant soin de faire varier la position du cou de l'enfant, en l'inclinant à droite, à gauche, en avant, en arrière. L'examen de l'aisselle est assez délicat, mais celui des aines est facile.

b) *Le poumon.* — C'est ici le point capital de notre examen de l'enfant.

Le médecin doit, tout d'abord, prier l'enfant de respirer largement, la bouche entr'ouverte, et régler son type respiratoire qui doit être *moyen*, avec un léger soupir expiratoire. Il est très important, avant d'appliquer l'oreille sur le thorax, de regarder l'enfant respirer, et de lui apprendre, au besoin, ce qu'il ne sait pas, ce que presque tous ignorent, à respirer comme il convient pour l'auscultation. L'inspiration sera large, ample et douce, sans bruit ; l'expiration plus rapide et accompagnée d'un soupir profond afin qu'elle soit complète. Après un petit temps de repos, l'inspiration recommence, etc.

Après avoir regardé l'enfant respirer, le médecin, quand il est satisfait de ce qu'il voit, applique ses mains sur les régions claviculaires, pendant que l'enfant respire, afin d'apprécier si l'amplitude respiratoire est égale des deux côtés du thorax. Le contrôle de la vue par les mains est précieux, et quand il est accompli, c'est-à-dire quand *l'inspection* et la *palpation* ont été pratiquées, le tour de la *percussion* vient.

Celle ci donne les renseignements que connaissent tous les médecins : résistance plus ou moins grande au doigt percuté, modification de la tonalité du son, submatité, matité. — Je ne veux insister que sur un point, c'est l'infériorité, la grossièreté de ce mode d'examen, *la percussion*, par rapport à *l'auscultation*, infiniment plus précise et plus délicate dans la plupart des cas. Il est rare, en effet, que les signes d'une auscultation bien faite ne précèdent pas de longtemps ceux de la percussion. Quand celle-ci parle clairement à toutes les oreilles, c'est-à-dire quand la submatité est nettement perçue, elle révèle une densification du tissu pulmonaire qui correspond à la conglomération des tubercules ou à une adénopathie grossière. Au contraire, l'auscultation, pratiquée selon la méthode que je vais indiquer, révèle les lésions les plus légères, les tubercules les plus discrètement disséminés dans le parenchyme du poumon.

Ceci, je le sais, est en opposition avec l'opinion classique, celle de Laënnec, à savoir que « *des tubercules petits, séparés les uns des autres par un tissu pulmonaire sain, ne peuvent être reconnus* ».

Je considère cette affirmation comme une erreur — erreur d'autant plus grave qu'elle a dicté aux successeurs de Laënnec les termes du diagnostic du premier degré de la tuberculose pulmonaire : submatité, respiration rude, prolongée, craquements !

Oui, tel est encore aujourd'hui l'enseignement officiel. Eh bien ! quand on connaît le mode de développement du tubercule dans les poumons, — et il n'est pas permis de l'ignorer — on sait que le follicule tuberculeux naît dans le vestibule de l'acinus. Là, il produit nécessairement, fatalement, en rétrécissant le conduit qui donne accès à l'air atmosphérique, une diminution du murmure vésiculaire avec ou sans rudesse. Le plus souvent l'oreille perçoit, avec cet affaiblissement du murmure normal, un abaissement de sa tonalité, et *l'inspiration* devient faible et basse ou rude, mais surtout, surtout, elle est *affaiblie.*

Il y a plus de vingt ans que j'enseigne que cet affaiblissement du murmure inspiratoire, quand il est fixe, unilatéral, quand aucune circonstance surajoutée : pleurésie antérieure, atrophie musculaire, etc... ne peut l'expliquer, quand il s'accompagne d'un fléchissement de la santé et des forces, d'instabilité thermique, de dyspepsie, est *synonyme de tuberculose au début.* Et, cela, bien longtemps, des mois, des années même avant la submatité et les expirations prolongées, avec ou sans craquements.

Ceux-là sont les signes d'une tuberculose déjà ancienne, de tubercules déjà conglomérés, et attendre ce moment pour reconnaître la présence des tubercules pulmonaires, c'est se condamner et condamner le malade à un diagnostif tardif et, en conséquence, à une thérapeutique inefficace ou peu efficace, en tout cas longue et difficile. Au contraire, quand la tuberculose est reconnue de bonne heure, quand le diagnostic en est précoce, fait à la période de ger-

mination, il n'existe pas, je le répète, de maladie
chronique plus obéissante à la thérapeutique.

Comment donc faire ce diagnostic?

Nous voici ramenés, par cette question, dans les
écoles où l'enfant légèrement atteint ignore, et ses
parents avec lui, le mal qui couve et éclatera plus
tard, à la caserne, à l'atelier. Car, bien souvent,
l'apparition de la tuberculose pulmonaire chez un
adolescent ou chez un adulte, a été précédée d'une
longue période silencieuse qui remonte jusqu'à l'enfance. C'est à l'occasion d'un surmenage physique
ou intellectuel, c'est à la suite d'un choc moral, ou
d'une convalescence de maladie grave, ou même
d'un refroidissement, que la tuberculose, jusqu'ici
latente, apparaît aux yeux étonnés du médecin.

Je crois pouvoir affirmer qu'il n'en serait pas de
même si un examen attentif de l'enfant, au cours de
sa vie scolaire, avait permis de dresser sa fiche de
santé et de le suivre d'année à année, dans son développement physique. A cette période de la vie, il
est facile de dépister les altérations légères que le
bacille tuberculeux a déjà produites, et de les arrêter
dans leur évolution ou de les guérir. *Et, si l'on veut
atteindre la Tuberculose, Maladie sociale, dans son
expansion, c'est chez l'enfant, d'abord, qu'il faut la
reconnaître et la combattre.*

Nous avons vu plus haut comment il convient de
rechercher les lésions bacillaires de la gorge, des
ganglions et du tissu pulmonaire par l'inspection
et la palpation. L'étude des vibrations donne rarement des indications sérieuses à cause de la gra-
cilité de la voix infantile. Il en est tout autrement
de *l'auscultation* qui est le moyen par excellence,

décelant des lésions légères, germinantes et curables.

Mais, à cette date, à ce moment où la tuberculose est silencieuse dans le poumon, il faut ausculter l'enfant ou l'adulte — c'est la même chose — d'une certaine façon où gît tout le secret d'un bon examen.

Il faut ausculter l'**inspiration** et l'**inspiration** *seule*.

L'expiration ou les bruits adventices doivent être écartés systématiquement de l'oreille du médecin. Leur tour viendra plus tard, quand ce premier point capital sera fixé : l'**inspiration** est-elle normale, c'est-à-dire douce, moelleuse, abondante dans tous les points du thorax ? Est-elle semblable à elle-même dans les points similaires des poumons droit et gauche ? ce qu'elle doit toujours être normalement.

Voilà la question capitale, je dirai presque unique.

Pourquoi ?

Parce que l'**inspiration** est fonction du lobule pulmonaire et qu'elle nous renseigne admirablement sur son état sain ou pathologique, tandis que l'expiration nous apprend surtout l'état des canaux bronchiques.

Quand le lobule pulmonaire se développe largement et librement sous l'accès de l'air atmosphérique, quand la surface des acini et des vésicules pulmonaires est lisse, l'inspiration est douce et ample, *et cela partout*, car le lobule pulmonaire est le même par toute la surface des deux poumons. Ce murmure inspiratoire est plus lointain et plus faible dans les fosses sus et sous-épineuses ; voilà tout. Mais, surtout, il est et doit être identique à lui même des deux côtés droit et gauche, et notamment sous les deux clavicules.

Pour bien percevoir les qualités physiques de l'*inspiration*, il faut, par une opération de l'esprit bien facile, n'écouter qu'elle et supprimer tout le reste, ou mieux, après avoir perçu l'*inspiration*, écarter légèrement l'oreille du thorax pour l'appliquer de nouveau quand l'*inspiration* va recommencer. Ce procédé a un double avantage : 1° celui d'écarter sûrement tout ce qui n'est pas l'inspiration ; 2° celui de reposer l'oreille. Cet organe est très délicat et se fatigue vite, si bien qu'après examen de 20 ou 25 enfants, mon oreille, pour ne parler que de la mienne, reste quelques instants sensible, presque douloureuse.

*L'examen interrompu de l'***inspiration*** est donc chose doublement utile.*

Quand le médecin, procédant ainsi, sous la clavicule gauche par exemple, a recueilli la sensation de l'*inspiration* du poumon gauche, que je suppose sain, il doit reporter rapidement son oreille sous la clavicule droite, en profitant, pour opérer ce petit mouvement de gauche à droite, du temps d'expiration et de repos.

Qu'arrive-t-il alors? Ceci : que son oreille encore toute pleine de la sensation inspiratoire du poumon gauche, le médecin, superposant, pour ainsi dire, les deux sensations gauche et droite, en perçoit les moindres différences.

Si l'épreuve renouvelée deux ou trois fois donne toujours les mêmes différences de perception auditive, le médecin peut être sûr qu'il y a une lésion, parce que l'*inspiration* pour une même amplitude du développement thoracique est symétriquement *la même à droite et à gauche* dans l'état physiologique.

Le plus souvent, il est facile de dire quel est le côté sain et quel est le côté malade, surtout à l'extrême début, mais il arrive qu'un peu plus tard les deux poumons étant atteints, quoique légèrement, donnent à l'oreille la sensation de deux inspirations pathologiques quoique diverses, l'une par exemple, plus faible, à droite, et l'autre plus rude, à gauche, que l'inspiration physiologique.

Alors, il est difficile, impossible même de dire quel poumon est le plus atteint, ou a été le premier atteint. Peu importe ! car nous ne cherchons à ce moment qu'à séparer les enfants normaux des enfants malades. Aussi, quand nous trouvons des *inspirations dissemblables* chez un enfant, nous n'hésitons pas à le classer dans la catégorie des enfants malades.

Mais, presque toujours, je le répète, l'examen scolaire, qui a pour objet de dépister la tuberculose pulmonaire à son extrême début, aboutit à constater qu'un seul poumon, qu'une seule *inspiration* est pathologique. Elle est faible ou rude et bassse ou tout cela à la fois. Le côté resté sain est facile à reconnaître, si on tient compte, comme il convient, et de l'âge de l'enfant, et de la façon dont il respire.

D'enfant à enfant, il y a souvent de grandes différences de sensations inspiratoires, différences dues à l'âge de l'enfant, mais surtout à sa manière brusque ou lente de respirer. Avant de l'ausculter, le médecin doit s'assurer du mode de respirer de l'enfant et doit s'appliquer à régler ce mode, à le modifier au besoin. Et le plus souvent, surtout chez les enfants au-dessus de quatre ou cinq ans, on y arrive très bien avec un peu de douceur et de patience.

Quand l'étude de l'*inspiration* a été ainsi faite, l'enfant peut être immédiatement classé dans une des trois catégories suivantes :

Enfant *sain ;*

Enfant *malade ;*

Enfant *suspect.*

Ces derniers, assez rares, sont ceux qu'une maladie intercurrente, une bronchite par exemple, a laissés souffreteux, avec une respiration altérée de diverses façons, ou encore ceux dont la *tare inspiratoire* est discutable, car il faut ne classer « malade » que l'enfant atteint d'une lésion que *toutes les oreilles* puissent percevoir.

Pour les enfants douteux, un nouvel examen, pratiqué à deux ou trois mois, à un an de distance, fixera la catégorie à laquelle ils appartiennent.

Ceci dit, sur le rôle capital, décisif, que joue l'étude de l'**inspiration** dans l'examen des enfants fait par mes élèves et par moi dans les écoles parisiennes. Je crois superflu d'insister sur l'étude de l'*expiration* et des deux temps *inspiration* et *expiration* qui constituent la *respiration* dont on parle toujours, sans distinguer comme il convient les deux actes du poumon.

Je n'ai rien à ajouter aux données classiques. Tous les médecins savent que l'*expiration* renseigne surtout, par sa prolongation et le souffle qui l'accompagne, sur les lésions profondes, graves, conglomérées du parenchyme pulmonaire, et sur les lésions *à côté* du poumon qui gênent le retrait expiratoire de l'organe. Tels la pleurésie ou les adénopathies péri-bronchiques.

L'étude de l'*expiration* est donc nécessaire, et ses renseignements sont précieux, mais grossiers relativement et tardifs par rapport à ceux de l'*inspiration*.

C'est à celle-ci, et à celle-ci seule, qu'il faut demander le **diagnostic précoce.**

Ceci dit, quels sont les résultats que donne notre méthode d'examen? Je les ai donnés en bloc au début de ce travail, mais il convient, je crois, d'entrer dans quelques détails.

La totalité des enfants d'une école peuvent, ai-je dit, se diviser en trois groupes qui sont :

1° Les Enfants *sains*.

2° Les Enfants *malades*.

3° Les Enfants *suspects*.

Un second classement est nécessaire pour les enfants malades qui, eux aussi, doivent être divisés en trois catégories, selon leurs lésions :

1° Enfants atteints de lésions *graves*.

2° Enfants atteints de lésions *moyennes*.

3° Enfants atteints de lésions *légères*.

Je m'explique.

Nous avons trouvé dans chacune des écoles, mais rarement, à titre d'unités, des enfants à sommet pulmonaire ramolli ou même caverneux : *lésions graves*. On conçoit, *a priori*, que ces enfants doivent quitter l'école pour l'hôpital.

La très grande majorité des enfants atteints de lésions *moyennes* se présentent à l'examen médical avec des ganglions du cou, petits, indolents mobiles, avec un seul poumon, et plus souvent le poumon droit en insuffisance respiratoire. Et cette insuffisance fonctionnelle est très facile à percevoir. Par exemple l'*inspiration* sous-claviculaire gauche est physiologique, ample et douce, tandis que l'*inspiration* sous-claviculaire droite est deux, trois, quatre fois moins forte, quelquefois presque nulle. Et cette différence si grande, si nette, s'étend parfois à une grande étendue de ce poumon, ou même à l'organe tout entier, à ce point que la base du poumon droit en arrière *inspire* deux ou trois fois moins que la base gauche. Et c'est chose assez délicate que de dire quelle lésion commande un pareil symptôme dont le malade n'a le plus souvent aucune conscience.

Chez l'adulte où le même phénomène est fréquent, l'étude des vibrations vocales apporte un supplément précieux d'information. Tantôt ces vibrations sont augmentées et tantôt elles sont normales. Quand elles sont accrues, il semble impossible de ne pas conclure à un état congestif, actif ou passif, du poumon. Mais quand ces vibrations sont normales ou absentes, comme chez l'enfant, quand d'autre part la sonorité est physiologique, que conclure de cet unique symptôme : l'insuffisance respiratoire?

Je ne puis me défendre d'y voir le signe d'une adénopathie intra-thoracique, suffisante pour diminuer l'accès de l'air atmosphérique dans tout ou partie du champ respiratoire, et insuffisante pour créer les signes classiques de la matité rétro-sternale ou inter-scapulaire, du souffle, etc...

Une autre raison qui milite en faveur de cette interprétation est la fixité, la durée de ce symptôme, à ce point qu'on pourrait croire avec quelques médecins qu'il s'agit là d'une variété de l'état physiologique. Il n'en est rien, et je vois trop souvent la tuberculose pulmonaire classique, succéder à cette insuffisance inspiratoire pour en méconnaître la nature et la gravité.

Non, les deux poumons, qui ont la mêmes tructure anatomique, doivent donner à l'oreille qui les ausculte les mêmes sensations auditives, sinon il y a lésion. Et ne sait-on pas de reste combien les adénopathies, et surtout les petites, celles dont il s'agit, sont persistantes ?

Le plus grand nombre des enfants atteints de *lésions moyennes* répondent aux types classiques d'adénopathie trachéo-bronchique avec lésions mixtes des ganglions et d'un poumon ou avec lésions ganglionnaires pures. Quelquefois, mais plus rarement, le poumon seul est touché, à la période de germination que je viens de décrire, ou au 1er degré avec submatité et expiration soufflante ou prolongée. Je crois superflu d'insister.

Quant aux enfants atteints de *lésions légères,* ils ne différent en rien, sauf par le degré moins accentué, des symptômes, de ceux que je viens de décrire.

En résumé, *cette méthode d'examen fondée sur l'étude exclusive des anomalies de* **l'Inspiration** *a, pour les malades, l'avantage inappréciable de reporter le diagnostic de la lésion pulmonaire tuberculeuse, des mois et même des années avant le 1er degré classique.*

Le médecin peut désormais assister à l'éclosion, dans le lobule pulmonaire, à la **germination** *des premiers tubercules. Et le traitement de la tuberculose en devient infiniment plus efficace.*

Indications thérapeutiques

A tous ces enfants touchés par la tuberculose, mais qui peuvent guérir, quels conseils faut-il donner ?

Ecartons d'abord ceux que l'hôpital attend. Restent les lésions moyennes et légères. Elles sont toujours améliorées, ou même guéries par un séjour prolongé à la campagne, dans de bonnes conditions d'habitation propre et aérée, et d'alimentation. Celle-ci sera renforcée par l'huile de morue à haute dose et la poudre ou la pulpe de viande crue.

Les enfants atteints d'adénopathie pure, les poumons étant intacts, peuvent essayer la cure marine du bord de la mer, cure plus puissante et plus rapidement efficace que la campagne, mais quelquefois dangereuse aussi. C'est affaire d'espèce et les enfants lymphatiques, torpides, à réaction lente, devront être choisis de préférence pour les stations ou sanatoriums maritimes.

Au contraire, les enfants nerveux, irritables seront mieux placés dans l'atmosphère marine, dans le climat marin, mais loin du bord de la mer.

J'estime qu'une zone de protection de quinze à vingt kilomètres suffit à préserver contre les à-coup et les surprises de la plage. C'est encore l'air pur de la mer que les enfants respirent, mais sans les inconvénients de la mer, et c'est aussi la campagne.

Les cures salines et les préparations iodées sont d'excellents adjuvants thérapeutiques.

Paris. — Imprimerie Jean Gainche, 15, rue de Verneuil.

9 782019 265328